Te $\frac{34}{280}$

PRÉSERVATIFS

HOMOEOPATHIQUES

A METTRE EN USAGE

CONTRE LE

CHOLÉRA-MORBUS ÉPIDÉMIQUE,

Et Résultats obtenus par l'Homœopathie

DANS LE TRAITEMENT CURATIF DE CETTE AFFECTION;

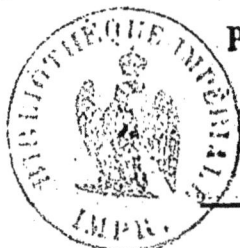

PAR LE Dr ROUX.

SE TROUVE :

CHEZ PATRAS (A MONTPELLIER ET A CETTE),

ET CHEZ DESTRECH (A CETTE);

1854

MONTPELLIER, J.-A. DUMAS, IMPRIMEUR,
Place de l'Observatoire, 3. — 1854.

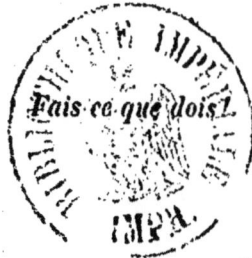

Sans vouloir sonner l'alarme, pourtant, il faut le dire, pour un médecin ayant la conviction de posséder des moyens efficaces et des notions utiles, le moment est venu de les mettre au jour et de les répandre, dans l'intérêt de ses concitoyens.

Plusieurs, effrayés outre mesure, accepteront avec empressement des préservatifs capables de diminuer leurs craintes. Les hommes sages ne répudieront pas les conseils de la prudence en négligeant de recourir à des moyens non pas infaillibles (la vaccine elle-même n'est pas infaillible contre la variole), mais généralement avantageux et sanctionnés par l'expérience. Quant à ceux qui, plongés dans une

imprévoyante inertie, s'abandonneraient avec insou·
ciance à des chances plus ou moins redoutables, sans
essayer même d'en atténuer la gravité, je leur dirais
que ce n'est point là de la résignation chrétienne,
mais du fatalisme musulman. *Advienne que pourra!*
soit; mais, d'abord, *Fais ce que dois!*

En présence d'une calamité publique, chacun est
porté à descendre en lui-même et à sonder sa con·
science. En face d'une maladie meurtrière, le méde·
cin surtout se recueille et s'interroge. Dans cette
disposition d'esprit, en publiant des indications des·
tinées à prévenir, autant que possible, les ravages
du fléau, je suis heureux d'accomplir, pour ma part,
le précepte que je viens de proclamer : *Fais ce que
dois!*

PRÉSERVATIFS
HOMŒOPATHIQUES

A METTRE EN USAGE

CONTRE LE

CHOLÉRA-MORBUS ÉPIDÉMIQUE.

———●◦❂◦●———

Voici les formules et le mode d'administration qui me paraissent les plus convenables et les mieux éprouvés :

POUDRE N° 1.

Prenez : *Veratrum album*...... 30 globules....... 3
     Sach. lact..............   centigram..... 10

POUDRE N 2.

Prenez : *Cuprum metallicum*. 30 globules....... 3
     Sach. lact..............   centigram..... 10 (1)

Ces petits paquets se prennent le matin (une heure au moins avant le premier repas), dissous dans une cuillerée à bouche d'eau, aux intervalles suivants :

Entre la poudre N° 1 et la poudre N° 2, on met trois jours de repos ;

Puis on revient à la poudre N° 1, après quatre jours de repos ;

(1) Ces médicaments se trouvent à Montpellier, pharmacie Lablache, Grand'Rue, et à Cette, pharmacie Thau et pharmacie Laucel.

Puis on revient à la poudre N° 2, après cinq jours de repos ;

Ensuite on prend, chaque semaine, tantôt le N° 1, tantôt le N° 2, en continuant tous les sept jours jusqu'à la fin de l'épidémie.

Les enfants ne prennent que la moitié de la cuillerée d'eau où l'on a fait dissoudre la poudre.

De peur de neutraliser l'action de ces préservatifs, il faut bannir tout agent plus ou moins médicamenteux, chlorures, ammoniaque, vinaigre aromatique, etc. ; garder beaucoup de réserve à l'égard des boissons alcooliques et des épices.

Les précautions hygiéniques sont connues de tout le monde. Elles consistent à s'abstenir d'aliments indigestes, de fruits manquant de maturité, de boissons froides le corps étant en sueur. En résumé, il faut : 1° éviter toutes sortes d'excès ; 2° conserver ses habitudes, quand elles n'ont rien de déréglé ; 3° éviter, chacun, ce qu'il a reconnu être nuisible à sa santé ; tel écart qui, en temps ordinaire, n'amènerait qu'un léger dérangement, peut avoir des suites graves en temps d'épidémie.

Quant au moral, il faut du calme, de la résignation, de la fermeté ; sentiments que la médecine conseille, mais que la religion seule peut donner.

L'application des préservatifs homœopathiques a été faite sur une vaste échelle, avec un succès démontré par les attestations suivantes :

Le docteur Roth, professeur de pathologie à l'Université de Munich, ayant reçu du gouvernement de Bavière la mission de parcourir l'Allemagne, la Hongrie et la Bohême, pour y recueillir tous les documents relatifs au traitement homœopathique du choléra-morbus, écrivait dans son rapport officiel :

« De toutes les personnes qui avaient l'habitude

» de se faire traiter homœopathiquement, très-peu
» ont été malades du choléra, parce que la plupart
» prenaient des préservatifs (*veratrum* et *cuprum*) qui
» les mettaient sûrement à l'abri des atteintes de
» l'épidémie régnante. »

A Vienne seulement, plus de quatre-vingt mille
personnes ont fait usage de ces préservatifs, et il a
été constaté que dans cette ville, relativement à sa
population, le choléra a sévi sur un nombre de sujets
bien moins considérable que dans d'autres localités.

On lit dans la *Gazette de Prusse* du 14 novembre
1831 :

« A Saint-Pétersbourg, les docteurs Hermann et
» Zimmermann ayant soumis leurs clients à l'usage
» du *veratrum* comme préservatif, aucun de ceux-ci
» n'a été atteint du choléra, qui y régnait en ce mo-
» ment. »

Le docteur Jal affirme qu'à Saint-Pétersbourg,
parmi les individus, en assez grand nombre, auxquels
il a donné le *veratrum*, plusieurs ont eu une cholérine
légère, mais aucun le choléra.

Le docteur Hartung, dont les journaux français
ont plus tard répété le nom à l'occasion de la cure homœopathique si remarquable opérée sur le maréchal
Radetzki, écrivait, en 1837 : « J'ai fait prendre le
» *veratrum*, comme préservatif, à un très-grand nom-
» bre de personnes, et pas une d'elles n'a été malade
» du choléra. »

Si maintenant nous examinons ce qui s'est fait
en France, nous lisons dans un écrit du docteur
Perrussel qu'à Marseille, en 1835, le docteur Duplat
ayant donné des préservatifs homœopathiques à plus
de trois cents personnes, aucun cas de choléra n'a
éclaté parmi elles. A Nantes, en 1849, le docteur
Perrussel a employé ces préservatifs avec le même
succès.

A la même époque, le docteur Geyrard remarquait à Paris que les personnes soumises à l'action des préservatifs échappaient aux atteintes du fléau. Le docteur Turrel, dans le compte rendu de sa pratique durant le choléra de Toulon, écrivait : « Aucun de nos » clients ayant fait usage des préservatifs homœo- » pathiques, lorsqu'il suivait le régime conseillé par » nous, n'a été sérieusement atteint par l'épidémie. »

Le docteur Chargé rendait le même témoignage en ces termes : « Mon expérience à l'égard des préser- » vatifs confirme tout ce qu'ont dit en leur faveur les » médecins homœopathes d'Allemagne et de Russie, » et en dernier lieu tous nos collègues de Paris. De » toutes les personnes qui ont pris *sans mélange* les » préservatifs indiqués, il n'en est pas une seule qui » ait eu une attaque de choléra (1). »

(1) Les intéressantes recherches du docteur Burq, qui est étranger à l'homœopathie, sont venues confirmer les enseigne- ments de cette doctrine sur la vertu préservative du cuivre (*cuprum*). Ayant remarqué, dans plusieurs fonderies de cuivre, que les ouvriers et locataires avaient été respectés par l'épi- démie en 1832 et en 1849, ce médecin s'est livré à une vaste enquête à Paris, dans les départements et à l'étranger, de la- quelle il résulte que les ateliers où l'on travaille plus ou moins le cuivre ont été épargnés par le choléra. En outre, les loca- lités où se trouvent des mines de cuivre ont été à l'abri du fléau. Ainsi près de Pontoise, lorsque le choléra régnait dans cette ville et aux environs, un village bâti sur un minerai de ce métal est resté exempt de la maladie. A Faleu et dans d'au- tres contrées de la Suède où existent des mines de cuivre, le choléra n'a jamais paru, quoiqu'il existât dans le reste du pays ; aussi est-ce une remarque populaire en Suède, que le choléra et le cuivre sont en quelque sorte incompatibles. Ces renseignements ont été communiqués au docteur Burq par le professeur Hus, de Stockholm, et confirmés par l'ambassadeur de Suède à Paris. En Sibérie, les mines de cuivre du prince Demidoff, habitées par un grand nombre de personnes, ont été épargnées par le choléra, qui sévissait aux environs. Cette

Résultats obtenus par l'homœopathie dans le traitement du Choléra épidémique.

Les insuccès de l'ancienne médecine, pendant l'épidémie de 1831, décidèrent le gouvernement autrichien, lorsque le choléra reparut, à établir pour essai, dans un faubourg de Vienne, un hôpital homœopathique, dont la direction fut confiée au docteur Fleischmann, sous la surveillance d'un médecin de l'ancienne école, président du conseil suprême de santé. Dans l'espace de trois mois, on y traita plus de 700 cholériques, et les bons résultats qu'on obtint furent consignés dans un rapport officiel. Quinze jours après la publication de ce rapport, une ordonnance impériale permit dans toute l'Autriche l'exercice de la médecine homœopathique, qui était défendu auparavant par suite de préventions aveugles et d'une opposition intéressée. Grâce à ce succès, un organe spécial, le *Journal homœopathique d'Autriche*, s'établit, et la nouvelle doctrine fit des progrès continuels.

En 1832, le professeur Roth, dont j'ai mentionné plus haut la mission officielle, constatait dans son rapport des résultats très-favorables à ce genre de traitement : « En publiant, ajoutait-il, les nombreux

remarque a été transmise au docteur Burq par le comte de Montferrand, architecte de l'empereur de Russie.

En conséquence, ce médecin conseille comme préservatif le cuivre appliqué sur la peau, sans savoir peut-être que, depuis longtemps, Hahnemann avait prescrit, dans le même but, l'application d'une plaque de cuivre ou de laiton sur le creux de l'estomac, moyen devenu populaire en Hongrie. Le docteur Peschier en avait aussi parlé dans la *Bibliothèque homœopathique de Genève*, et le docteur Jahr en fait mention dans son *Manuel*. Néanmoins l'efficacité du cuivre administré à l'intérieur, comme je l'indique ci-dessus, a fait négliger l'emploi externe, auquel on pourrait recourir faute de mieux, si l'on n'avait pas à sa disposition les médicaments préservatifs que je signale.

» services que les homœopathes ont rendus à Prague,
» à Vienne et en Hongrie, dans le traitement du
» choléra, je dois faire observer que les médecins
» dont je fais mention dans cet opuscule me sont non-
» seulement connus personnellement, mais encore
» ont droit à la plus honorable recommandation, pour
» leur amour de la vérité et pour ce sentiment d'hon-
» neur et de conscience qui leur est propre, et leur fait
» éviter scrupuleusement dans leurs récits tout ce qui
» pourrait ressembler à de l'exagération. »

Lorsque, dans la même année, le choléra éclata à
Paris, malheureusement l'homœopathie était à peine
connue en France. Après avoir traité cette maladie à
Tischnowitz, le docteur Quin, ancien médecin du roi
des Belges, se trouvant alors à Paris, y opéra des
guérisons et entraîna l'adhésion de quelques médecins français, par la publication d'un travail intitulé:
Du traitement homœopathique du choléra. J'en extrais
le passage suivant : « Voici un témoignage qui, par
» son caractère vénérable et ses motifs philanthro-
» piques, doit être d'un grand poids auprès des
» hommes sans préjugés: c'est celui du père Veith
» (reçu docteur en médecine avant d'embrasser l'état
» ecclésiastique), prédicateur de la cour et de la
» cathédrale Saint-Étienne, à Vienne. Ce digne ec-
» clésiastique, appelé au lit des malades à leur der-
» nière heure, était affligé de voir succomber tant
» de malheureux ; convaincu, depuis quelque temps,
» de la vérité de la doctrine homœopathique, et se-
» condé par son frère, professeur à l'Académie, il
» soigna tous les malades voisins de la cathédrale.
» Tel fut le succès de leur pratique, qu'ils ne perdi-
» rent que 3 malades sur 125 ; et nous ferons re-
» marquer que l'épidémie était alors, à Vienne, à son
» plus haut degré d'intensité. »

Le docteur Mabit, envoyé par l'intendance de la

Gironde à Londres et à Paris, pour étudier le choléra, fit paraître, de retour à Bordeaux, un compte
rendu de ses observations, sous le titre d'*Etude sur le
choléra asiatique*, dans lequel il avouait l'insuffisance
des divers traitements appliqués sous ses yeux et atti-
rait l'attention sur l'homœopathie, dont il avait en-
tendu citer les bons effets.

Le choléra ayant éclaté à Bordeaux, ce médecin,
mécontent des résultats obtenus par les moyens or-
dinaires, en vint à essayer le traitement homœopathique à l'hôpital Sain   ré. Le succès fut tel que
ce professeur se con   entièrement à la médecine
nouvelle, et la fit exclusivement régner dans ses salles.

Le docteur Ouvrard, chirurgien en chef de l'hôpital d'Angers, y traita avec succès les cholériques (1).

En 1835, deux médecins homœopathes, s'étant
rendus spontanément à Marseille, ne purent obtenir
aucune ambulance et ne traitèrent par suite qu'un petit
nombre de malades, avec des résultats remarquables,
consignés par le docteur Perrussel dans son *Voyage à
Marseille pendant le choléra*.

Deux ans après, l'épidémie ayant reparu dans le
Midi, d'autres médecins employèrent l'homœopathie à
Marseille et dans le département de Vaucluse. Parmi
eux, les docteurs Sollier et Chargé, M. Denis, alors

(1) Vers cette époque, l'introducteur de l'homœopathie en
France, le comte Desguidi, docteur en médecine, inspecteur
honoraire de l'Académie de Lyon, publia un opuscule intitulé : *Traitement du choléra asiatique*. Un autre médecin de
Lyon, le docteur Rapou père, après avoir été en Allemagne
s'initier à la pratique des médecins homœopathes, à Vienne,
à Presbourg, à Raab, à Pesth, à Berlin, mit au jour le
fruit de ses investigations dans le travail suivant : *Seul traitement préservatif et curatif du choléra asiatique, dont l'expérience a constaté l'efficacité, d'après les procédés homœopathiques.*

chirurgien interne à l'hôpital d'Avignon, initié par le docteur Béchet (1) à la nouvelle méthode, ont exposé, dans la *Revue homœopathique du Midi*, les bons effets obtenus.

En 1849, lorsque le choléra sévit de nouveau (2), les praticiens de l'école moderne s'étaient multipliés, et avec eux les bienfaits de leur thérapeutique. Sans m'arrêter aux relations des traitements homœopathiques des docteurs Gueyrard, Simon fils, Hureau, à Paris; Lecoupeur, à Rouen; Cartier, à la Nouvelle-Orléans; Drysdale, à Liverpool; Alkin, à Portobello; aux observations du Dispensaire homœopathique d'Edimbourg (traduction du docteur Molin), relations et observations insérées dans les recueils déjà cités; sans insister même sur le compte rendu si remarquable et si complet de la pratique du docteur Turrel, pendant le choléra de Toulon, j'ai hâte d'en venir au docteur Chargé, à cause du cachet spécial d'authenticité que les circonstances ont imprimé à son témoignage. Je cède la parole à cet honorable confrère :

« L'invasion du choléra (en 1849) n'a été, à Mar- » seille, nulle part aussi terrible qu'à la caserne des » douanes du cours Bonaparte et à la maison du Re- » fuge, soit le monastère de Notre-Dame-de-Charité.

(1) Ce zélé propagateur de la doctrine hahnemannienne eut également le bonheur d'y convertir l'illustre et regrettable professeur Risueño d'Amador.

(2) Alors avaient paru d'autres savantes monographies, telles que le *Traitement homœopathique du choléra*, par le docteur Jahr; le Rapport du docteur Léon Simon, dans le *Journal de la Société hahnemannienne*; le Mémoire du docteur Roth sur le même sujet, dans le *Bulletin de la Société homœopathique*; l'Opuscule de deux médecins espagnols, traduit dans le même recueil. Comme complément de ces travaux, je dois citer, par anticipation, le *Rapport sur le choléra-morbus épidémique*, par le docteur Pitet, ex-interne des hôpitaux de Paris, inséré dans le *Journal de la Société gallicane de médecine homœopathique*.

» Par une grâce providentielle, l'homœopathie a été
» appelée, dans l'un et l'autre de ces foyers d'infec-
» tion, à fournir au grand jour des preuves irrécusa-
» bles, authentiques, de ce qu'elle pouvait faire. A la
» caserne des douanes, M. le docteur Vidal, médecin
» adjoint des douanes et ancien chirurgien-major de
» la marine, bien convaincu par son expérience per-
» sonnelle de la nullité des traitements allopathiques,
» a accepté franchement dans cette circonstance l'en-
» seignement de notre école ; il y a soumis sa pratique,
» et son rapport officiel à M. le directeur des douanes
» dira que plus de soixante guérisons sont venues
» raffermir ses croyances nouvelles. »

Quant à la maison du Refuge, voici un document
dont j'extrais les principaux passages :

*Lettre de M. MATTON, prêtre, aumônier du Refuge,
adressée à tous les journaux de Marseille, et publiée
en totalité par la Gazette de Provence, le 23 sep-
tembre 1849, et en partie par la Voix du Peuple, le
26 du même mois.*

    « Monsieur le rédacteur,

» .... Je crois devoir publier, guidé que je suis
» autant par la reconnaissance que par le désir d'être
» juste, qu'une ambulance véritable a existé et existe
» même encore dans la maison du Refuge, sous la
» direction du docteur Chargé, secondé par M. Couillet,
» son élève.

» ... Soit le voisinage de l'hospice militaire, soit la
» mauvaise qualité de nos eaux, l'invasion de l'épi-
» démie dans notre maison a été terrible. Sur plus de
» 300 personnes, 270 environ ont été plus ou moins
» frappées, et nous avons eu jusqu'à 160 alitées en
» même temps. Au nombre de ces malades, il s'en
» trouvait à peu près 70 atteintes de la manière la
» plus violente et présentant les symptômes de l'as-
» phyxie.... 15 seulement ont succombé.

» ...... Nous aurions pu réunir ici les témoignages
» non-seulement de toutes les personne de la maison
» qui ont soigné nos malades, mais ceux encore des
» bonnes religieuses de Saint-Vincent-de-Paul, de
» l'Espérance et de la Compassion, qui sont venues
» en aide à nos pauvres sœurs épuisées de fatigue;
» elles attesteront toutes que lorsqu'on avait fait pren-
» dre aux cholériques les remèdes si simples et si
» prompts du docteur Chargé, la réaction s'opérait
» sans peine.

» Par ce simple exposé de faits incontestables, je
» crois remplir un devoir, etc.

» *Signé :* B. MATTON,
» prêtre, aumônier du Refuge. »

Fort de son expérience, le docteur Chargé a publié sous le titre de *Traitement homœopathique du choléra
épidémique*, une instruction populaire, véritable chef-
d'œuvre de précision et de clarté.

Un caractère incontestable d'authenticité signale
également les observations du docteur Teissier, médecin de l'hôpital Sainte-Marguerite (Hôtel-Dieu
annexe), à Paris. Cet éminent praticien a publique-
ment appliqué au choléra, dans son service, la méthode thérapeutique, et il a consigné de bons résultats
dans ses *Recherches cliniques sur le traitement de la
pneumonie et du choléra suivant la méthode de Hahnemann.*

Le docteur Carlier, membre de l'Académie de médecine de Bruxelles, a fait une communication à cette
Société savante, sur les heureux effets de l'homœopathie dans les cas de Choléra qu'il a traités. Le docteur Varlez, membre de la même académie, ancien
médecin en chef de l'hôpital des cholériques, a fait
plus encore : sous le titre de *Coup d'œil sur le choléra
asiatique*, il a publié un travail substantiel, où l'on
remarque les tableaux suivants :

RÉSULTAT DES TRAITEMENTS DE L'ANCIENNE MÉDECINE, de 1831 à 1835.

CONTRÉES.	CHOLÉRIQUES.	GUÉRIS.	MORTS.	AUTEURS.
Russie................	116617	52951	63666	D' Lombard.
Prusse................	39208	16075	23133	*Idem.*
Autriche............	4500	3140	1360	D' Schweickert.
Hongrie.............	318128	175452	142676	*Idem.*
Moravie.............	151	96	55	*Idem.*
Pologne.............	2569	1107	1462	Brière de Boismont.
Hambourg...........	710	330	380	*Idem.*
Paris (hôpitaux)...	10275	4990	5285	*Gazette médicale.*
Bordeaux (hôpitaux).	104	32	72	Registre de l'hôpital.
Bordeaux (à domicile)	294	58	236	Registre de l'Etat civil.
Marseille...........	1297	499	798	*Bulletin thérapeutique.*
Toulon.............	1174	58	1116	Registre de l'Etat civil.
TOTAUX....	495027	254788	240239	

RÉSULTAT DES TRAITEMENTS HOMŒOPATHIQUES, de 1831 à 1834.

CONTRÉES.	CHOLÉRIQUES.	GUÉRIS.	MORTS.	AUTEURS.
Russie............	109	86	23	D' Seider.
Prusse............	31	25	6	D' Stecker.
Autriche.........	581	532	49	D' Weith.
Hongrie.........	154	148	6	D' Quin.
Moravie.........	581	522	59	D' Bakody.
Brunn...........	56	53	3	D' Gerstel.
Bohême.........	84	78	6	D' Anusch.
Bordeaux (hôpitaux).	31	25	6	D. Mabit.
Angers (hôpital)...	12	11	1	D' Ouvrard.
Espagne..........	600	589	11	D' Battles et journaux espagnols.
TOTAUX....	2239	2069	170	

Si à ces nombres on joint ceux qui sont consignés dans le rapport rédigé par la plume savante et habile du docteur Léon Simon, nou: trouvons

un total de........ 901,413 choleriques, traités
par l'ancienne mé-
decine,

sur lesquels......... 462,581 décès ;

et un total de........ 17,168 choleriques, traités
par l'homœopathie.

sur lesquels........ 1,682 décès.

C'est-à-dire que l'ancienne médecine a perdu plus de la moitié de ses malades, et l'homœopathie moins du dixième des siens.

Je m'arrête... ces chiffres en disent plus que tout ce que je pourrais ajouter (1).

(1) Les succès de l'homœopathie, dans le traitement du choléra, n'ont rien de surprenant pour qui connaît son efficacité curative dans une maladie non moins terrible, le croup. Je saisis cette occasion de relever une erreur répandue chez bien des gens, laquelle consiste à croire que cette méthode est particulièrement applicable à des affections peu dangereuses, comme les maux de nerfs, l'hypocondrie, etc. L'expérience m'a montré, au contraire, que les affections de ce genre cèdent assez difficilement au traitement homœopathique, tandis que c'est dans le croup, les fluxions de poitrine, les fièvres dites typhoïdes, les maladies chroniques virulentes et autres cas graves, que j'obtiens les meilleurs résultats.

Je termine en répétant la déclaration inscrite, il y a six ans, dans mon opuscule sur l'homœopathie : « Ma conscience » m'impose l'obligation d'employer une méthode dont j'ai » constaté l'excellence. Le médecin doit traiter ses malades » comme il voudrait qu'on le traitât lui-même, s'il était placé » dans les mêmes conditions physiologiques et morbides. »

FIN;

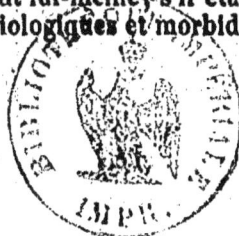

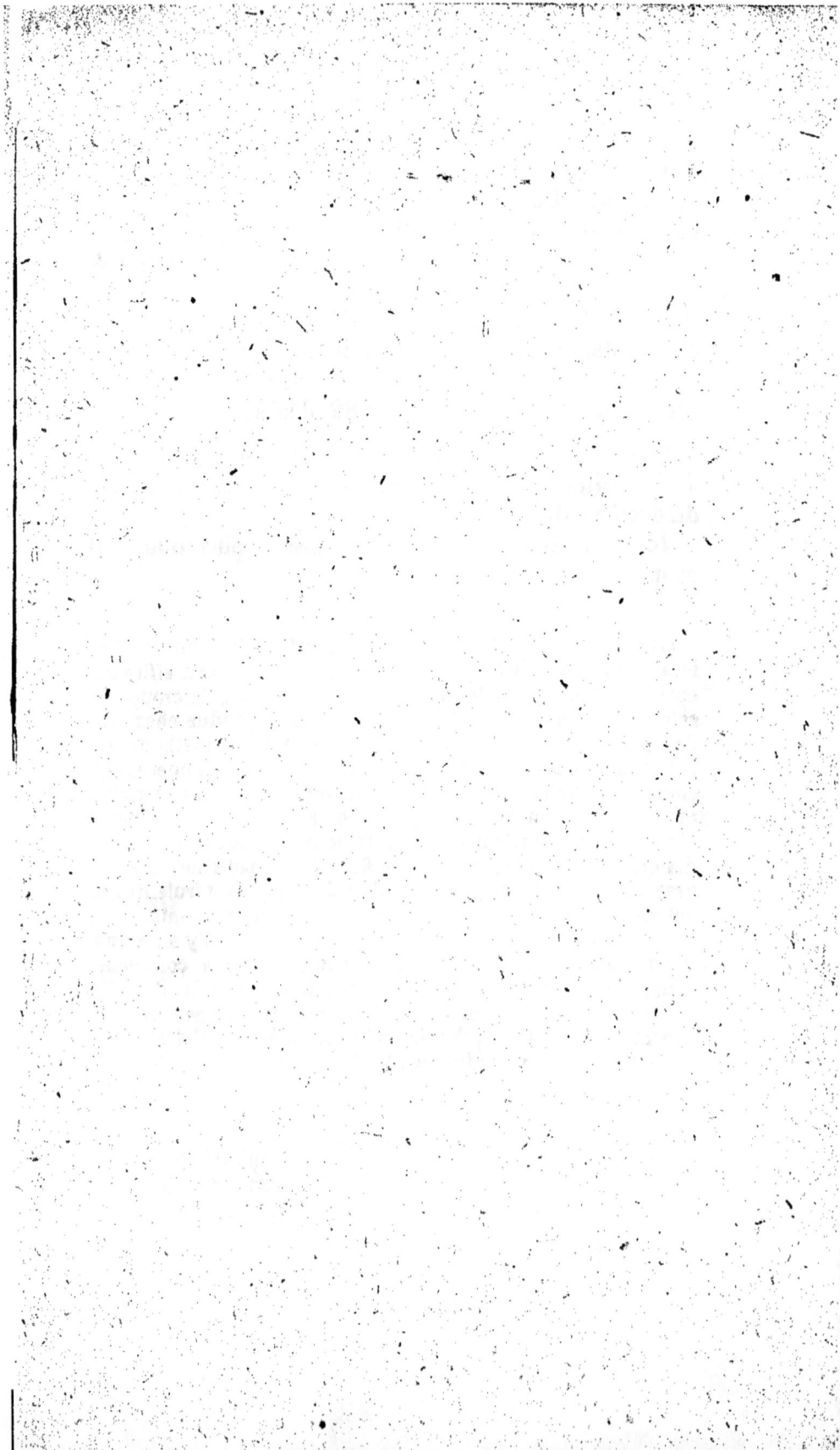

www.ingramcontent.com/pod-product-compliance
Lightning Source LLC
Chambersburg PA
CBHW050413210326
41520CB00020B/6574